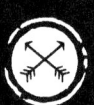

1. Auflage 2017
Copyright 2017 MoB - Dein Original Motivationsbuch
Inhaber: Jörn Brien
Kolschitzkygasse 14-18/5/16
A-1040 Wien

Lektorat: Jörn Brien
Buch- und Covergestaltung: Julia Greiner

www.ebook-fieber.de
joern@ebook-fieber.de

Jonas
Keint

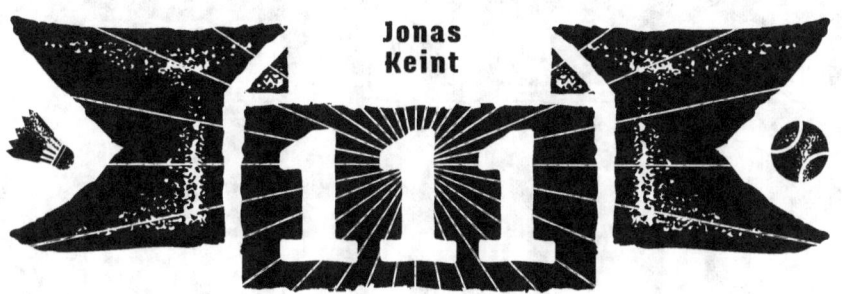

SEHR GUTE GRÜNDE,
WARUM DU
N!CHT
SOFORT SPORT
MACHEN SOLLTEST

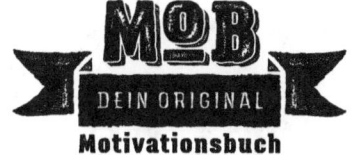

MOB
DEIN ORIGINAL
Motivationsbuch

DIE FOLGENDEN LEEREN SEITEN SPRECHEN BÄNDE;

DU KANNST

SIE ABER GERN

FÜR DEINE NOTIZEN NUTZEN.

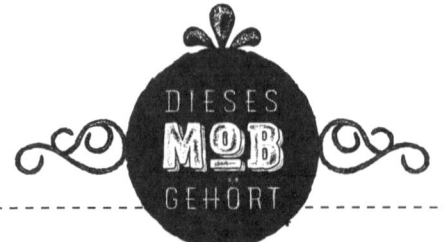

DIESES MOB GEHÖRT

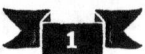

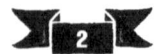

111 SEHR GUTE GRÜNDE, WARUM DU NICHT SOFORT SPORT MACHEN SOLLTEST

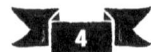

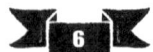

7

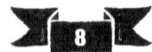

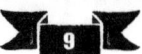

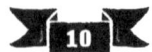

111 SEHR GUTE GRÜNDE, WARUM DU NICHT SOFORT SPORT MACHEN SOLLTEST

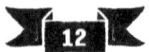

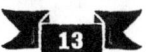

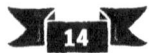

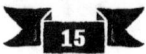

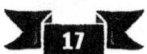

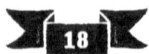

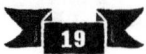

111 SEHR GUTE GRÜNDE, WARUM DU NICHT SOFORT SPORT MACHEN SOLLTEST

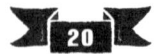

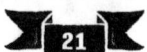

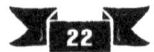

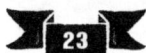

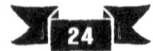

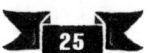

25

111 SEHR GUTE GRÜNDE, WARUM DU NICHT SOFORT SPORT MACHEN SOLLTEST

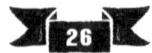

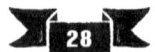

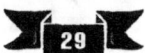

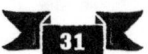

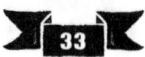

111 SEHR GUTE GRÜNDE, WARUM DU NICHT SOFORT SPORT MACHEN SOLLTEST

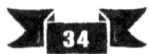

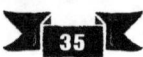

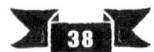

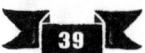

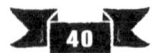

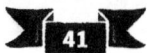

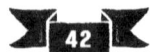

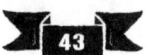

111 SEHR GUTE GRÜNDE, WARUM DU NICHT SOFORT SPORT MACHEN SOLLTEST

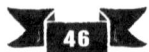

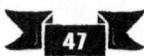

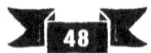

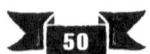

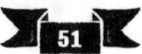

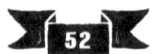

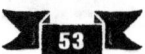

111 SEHR GUTE GRÜNDE, WARUM DU NICHT SOFORT SPORT MACHEN SOLLTEST

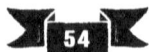

54

111 SEHR GUTE GRÜNDE, WARUM DU NICHT SOFORT SPORT MACHEN SOLLTEST

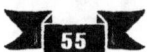

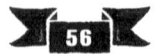

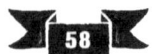

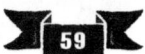

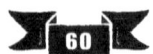

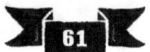

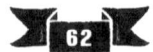

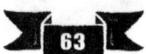

111 SEHR GUTE GRÜNDE, WARUM DU NICHT SOFORT SPORT MACHEN SOLLTEST

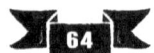

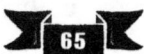

111 SEHR GUTE GRÜNDE, WARUM DU NICHT SOFORT SPORT MACHEN SOLLTEST

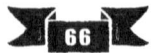

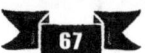

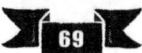

111 SEHR GUTE GRÜNDE, WARUM DU NICHT SOFORT SPORT MACHEN SOLLTEST

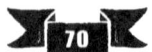

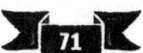

111 SEHR GUTE GRÜNDE, WARUM DU NICHT SOFORT SPORT MACHEN SOLLTEST

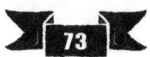

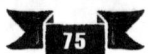

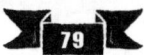

111 SEHR GUTE GRÜNDE, WARUM DU NICHT SOFORT SPORT MACHEN SOLLTEST

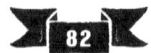

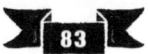

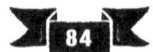

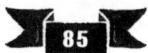

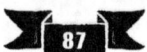

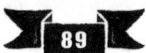

111 SEHR GUTE GRÜNDE, WARUM DU NICHT SOFORT SPORT MACHEN SOLLTEST

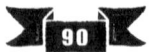

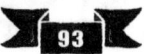

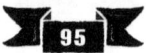

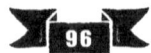

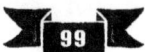

111 SEHR GUTE GRÜNDE, WARUM DU NICHT SOFORT SPORT MACHEN SOLLTEST

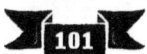

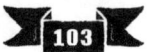

111 SEHR GUTE GRÜNDE, WARUM DU NICHT SOFORT SPORT MACHEN SOLLTEST

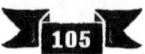

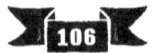

www.ingramcontent.com/pod-product-compliance
Lightning Source LLC
Chambersburg PA
CBHW070105300526
45788CB00016B/2338